AMAMANTAR

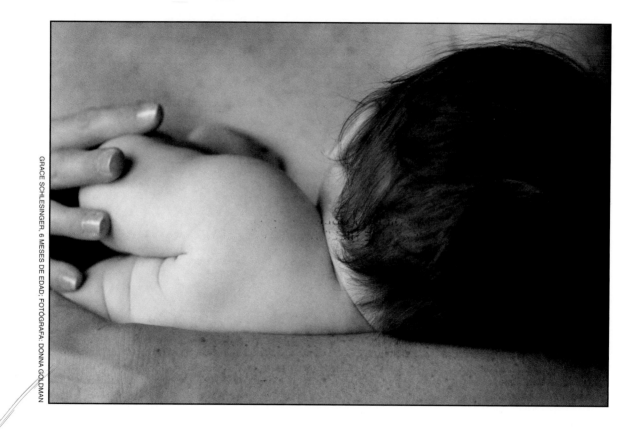

AMAMANTAR

UN REGALO INVALUABLE PARA TU BEBÉ Y PARA TÍ

Regina Sara Ryan

y Deborah Auletta RN, CLE

Consultor Médico: Denise Punger, MD, FAAFP, IBCLC

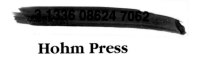
Hohm Press

Diseño de la portado: Kim Johansen

Diseño: Patricia Ryan

Trazado: Tori Bushert

ISBN: 1-890772-57-7

HOHM PRESS
P.O. Box 2501
Prescott, AZ 86302
800-381-2700
http://www.hohmpress.com

Este libro fue imprimido en EE.UU. con papel sin ácido y usando tinta de soya.
10 09 08 07 06   5 4 3 2 1

Foto De La Tapa Del Libro: ©Carmen Piera. Concurso Fotográfico de Lactancia Materna. Hospital Marina Alta, Dénia, España; Organizado por: Grup Nodrissa (www.grupnodrissa.org)

Para Lee Lozowick
Cuya dedicación a las necesidades genuinas de todos los niños
nos inspiró y nos dió el valor de presentar este libro.

AGRADECIMIENTOS

Nuestra gratitud a todas las mamás, los doctores, las enfermeras, las parteras, los fotógrafos, los representantes de la agencia WIC, los amigos y los miembros de nuestras familias y de nuestra comunidad (sangha), quienes aportaron su generosa ayuda. Sin ellos este libro no existiría. Gracias a Yusef por proveer experiencia de vida directa.

Nuestro agradecimiento al equipo de Hohm Press; Bala Zuccarello, Dasya Zuccarello and Thom Shelby por su ánimo y ayuda y a Elyse April, cuya asistencia en investigación y sostén en todo lo demás fueron invaluables para el proyecto.

Un agradecimiento especial a la Doctora Denise Punger, médico familiar, asesora certificada sobre lactancia internacional y fotógrafa, porque contamos siempre con su conocimiento profesional y su consejo amistoso.

PRÓLOGO

La mayoría de nosotros sabemos que la buena alimentación es importante para nuestra salud total. Hemos escuchado que mucha fibra, poca grasa, verduras y frutas frescas, menos carne roja, menos azúcar... todos prometen mejorar la salud y prevenir enfermedades. Lo que comes va a afectar tu salud y bienestar y lo mismo es cierto para tu bebé. La decisión que tu hagas en cuanto a la alimentación de tu recién nacido asentará la base de su salud para toda su vida.

Por miles de años las mujeres han entendido que es esencial amamantar. Ahora, a partir de 1970, con los estudios científicos sobre el valor de la leche materna, hay abundante información en torno a los beneficios físicos, emocionales e intelectuales que el amamntar provee para ambos, madre è hijo. Regina y yo escribimos este libro para compartir algo de esta información, tan importante para la nutrición y la salud, contigo.

La Academia Americana de Pediatría recomienda amamantar por lo menos por doce meses, pero pocos bebés en los Estados Unidos reciben leche materna hasta el año de nacidos. ¿Cómo puede ser, cuando hay tanta evidencia de que <<el pecho es mejor>>? Una de las razones de mas peso es que las grandes compañiás que producen fórmula para lactantes promueven su consumo con madres (y con hospitales) en los Estados Unidos y en paises más pobres donde el agua potable y los recursos económicos son escasos. Estas compañiás gastan millones de dólares para convencernos de que sus productos nos facilitan la vida y promueven la salud. Esto no es cierto. Pero los defensores de la leche materna no pueden competir con este tipo de publicidad. Tenemos que utilizar otro sistema — el de hablar uno a uno, diciendo la verdad sobre amamantar.

Regina y yo creemos que con la información adecuada la mayoría de ustedes, como padres, van a decidir que la leche materna es lo mejor para su hijo. Después de elegir amamantar a su bebé, todo lo que necesitan es algo de ayuda y un poco de perseverancia, para que prontamente el amantar se vuelva tan fácil como cualquier otra actividad que en su momento fue retadora pero que ahora se hace con facilidad y gracia. Esto lo sé a partir de mi experiencia tanto personal como profesional.

Hace más de veinte años mi propio hijo empezó su vida en la sección de Cuidado Intensivo Prenatal del Hospital de la Universidad de Nuevo México. Por más de dos semanas no recibió alimento por la boca. Sólo líquidos intravenosos. Afortunadamente un excelente equipo de enfermeras me escucharon decir que quería amamantar a mi bebé. Les estoy eternamente agradecida por eso. Me enseñaron lo que tenía que saber para conservar mi producción de leche hasta que mi hijo pudiera comer. A los diecisiete días de nacido tomó pecho por primera vez y aprendí que si una mujer quiere amamantar a su hijo es muy posible que lo pueda hacer.

Regina y yo escribimos este libro para darle poder a tu valor e inspiración de hacer la mejor elección para ti y para tu bebé. Esperamos que tomes la decisión que toman miles de mujeres alrededor del mundo cada día – la de amamantar. *AMAMANTAR, UN REGALO INVALUABLE PARA TU BEBÉ Y PARA TI*, te presenta veinte razones convincentes de porque la leche materna es la mejor opción y de porque la elección de amamantar puede ser una de las decisiones más importantes que hagas como mámá.

— Deborah Auletta

20 Razones En Favor de Amamantar

MÉDICOS ALREDEDOR DEL MUNDO DICEN:
"LA LECHE MATERNA ES MEJOR"

EN TODO EL MUNDO LOS DOCTORES Y LAS AGENCIAS de salud apoyan el amamantar. Si tú eliges hacerlo, puedes confiar en que es una buena decisión.

  ∽ Los pediatras y médicos de familia en los Estados Unidos recomiendan que las madres den sólo leche materna a sus bebés en los primeros seis meses. Para los médicos de la Academia Americana de Pediatría es importante que las mamás amamanten a sus hijos *por lo menos por 12 meses* y aún por más, si así lo desean.

  ∽ Alrededor del mundo, grupos como la Organización Mundial de la Salud y UNICEF promueven la educación de *todas las personas* en cuanto a una mejor salud infantil. Ellos están de acuerdo en que la mejor forma de comenzar la vida es con leche materna.

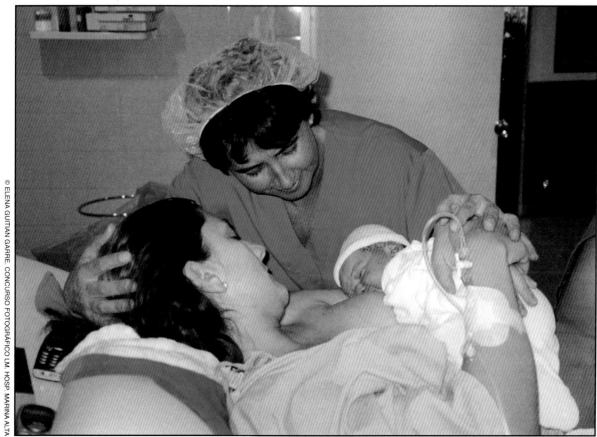

TU LECHE ES EL ALIMENTO PERFECTO PARA TU BEBÉ

LA LECHE MATERNA CONTIENE LAS CANTIDADES correctas de grasa, azúcar, proteina y agua que ayudan al cuerpo de tu bebé a crecer. También alimenta su cerebro.

- Las primeras veces que toman pecho, los bebes reciben un líquido llamado *calostro*. El calostro es muy importante para defenderlos de enfermedades.

- La leche de vaca o las fórmulas son mucho más difíciles de digerir. La mayoría de los niños desarrollan alergias a estos productos. Además, la leche de vaca contiene hormonas de crecimiento que no son naturales para el bebé.

- La leche materna cambia de acuerdo a las necesidades cambiantes del bebé. Aunque sea prematuro o esté enfermo, tu leche es lo mejor para él.

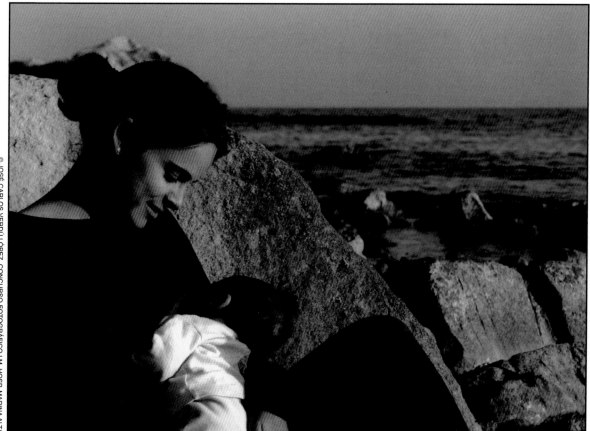

EL AMAMANTAR PROTEGE A LOS BEBÉS DE LAS ALERGIAS
Y DEL ASMA

LOS BEBÉS DE PECHO TIENEN 7 VECES menos alergias que los que no son amamanta-dos.

- La leche materna fortalece el sistema inmune de tu bebé. El calostro que recibe en las primeras tomas ayuda a protegerlo de alergénicos y bacterias.

- Entre más tiempo alimentas a tu hijo únicamente con tu leche le ofreces mayor protección contra alergias.

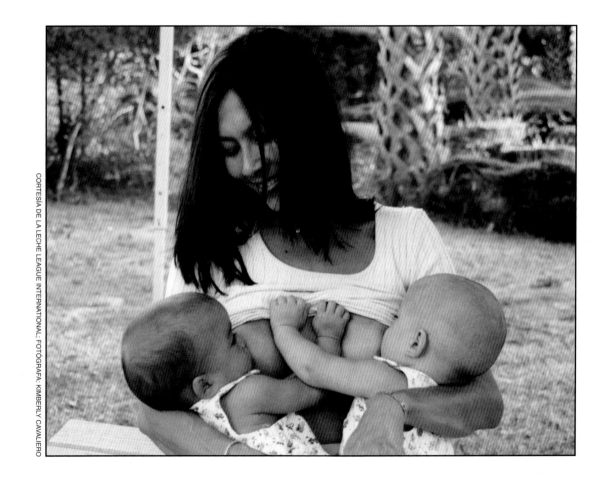

EL AMAMANTAR PROTEGE A LOS BEBÉS DE LAS ENFERMEDADES

LOS BEBÉS QUE RECIBEN LECHE materna padecen menos de:

- infecciones de oídos, sobre todo aquellos que dañan la audición.

- problemas digestivos, sobre todo diarrea.

- pulmonía y asma.

- problemas de la piel como eczema.

- cáncer infantil, incluyendo leucemia.

- meningitis por bacterias.

- diabetes.

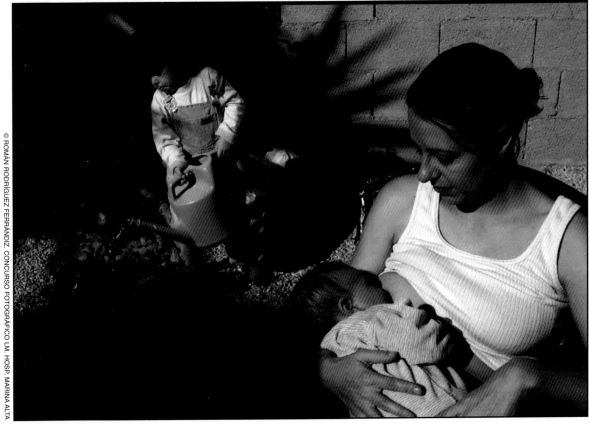

EL AMAMANTAR SALVA VIDAS INFANTILES

LA LECHE MATERNA PROTEGE A LOS BEBÉS del hambre y de la nutrición deficiente. Previene muchas enfermedades que producen diarreas. En situaciones de emergencia o guerra los bebés de pecho no mueren de hambre. Se podrían salvar más de un millón de criaturas al año si todos fueran amamantados.

En los Estados Unidos los niños de pecho, sea cual sea su raza, (hispano-americanos, afro-americanos, nativos americanos, anglo-americanos o de descendencia asiática) tienen menor riesgo de muerte prematura. Entre más tiempo se amamantan, menor es su riesgo.

Hay treinta países en el mundo que tienen mejores índices de supervivencia infantil que los de los Estados Unidos. La leche materna nos podría ayudar a cambiar eso.

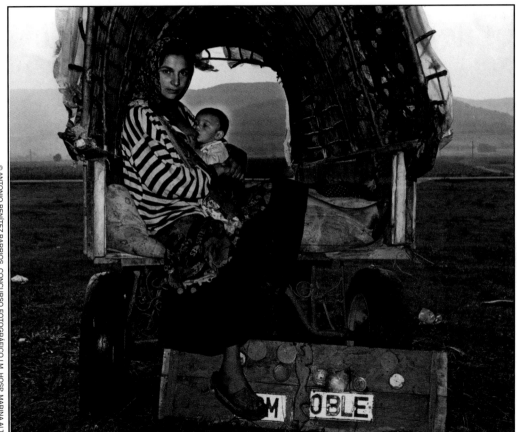

LOS NIÑOS DE PECHO REQUIEREN DE MENOS VISITAS
AL MÉDICO

LOS PEQUEÑOS QUE SON AMAMANTADOS están más saludables, con menos necesidad de ir al doctor o al hospital.

   ☙ Los padres no tienen que faltar tanto al trabajo, ni perderse de su diversión, al no tener que llevar a sus hijos al médico o acompañarlo en su estancia hospitalaria.

   ☙ Un bebé sano significa menos estrés para todos – padres e hijos. Amamantar a tu hijo ayuda a toda la familia.

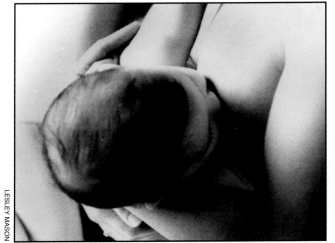
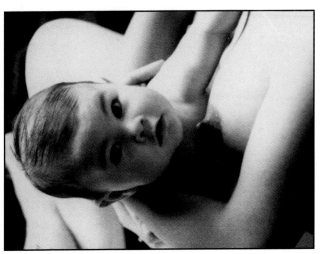

LA LECHE MATERNA NUTRE EL CEREBRO DE TU BEBÉ

LOS NIÑOS QUE RECIBEN SÓLO LECHE materna humana en los primeros seis meses de vida tienen mayor destreza motriz y sus resultados en pruebas de inteligencia son más altos. El nivel de educación de la madre no influye en estos resultados.

≈ Los niños que fueron amamantados alcanzan 10 puntos más alto en pruebas de inteligencia (como el I-Q).

≈ Hay dos amino-ácidos que se encuentran solamente en la leche materna, que ayudan a estimular el cerebro del infante.

≈ Mientras más tiempo lo amamantes tu bebé recibe más beneficios cerebrales.

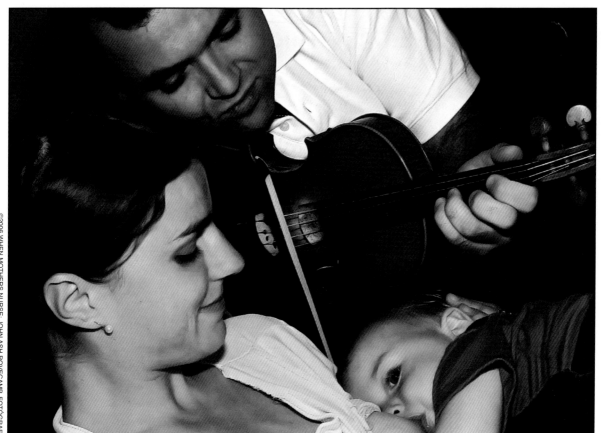

EL VÍNCULO ENTRE MADRE E HIJO SE INCREMENTA
CON EL AMAMANTAR

AMAMANTAR AYUDA A LOS BEBÉS A VINCULARSE positivamente porque hay mayor contacto de piel a piel y más oportunidad de tocarse. Esto ayuda a que el bebé se sienta seguro. Cuando los bebés prematuros son abrazados encueraditos en un pecho desnudo (lo que se llama "cuidado de canguro"), crecen y aumentan de peso con mayor rapidez. El contacto con la piel ayuda al bebé a relajarse, puede contribuir a la regulación de su ritmo cardiaco y de su patrón respiratorio.

> ❧ Los pequeños que amamantan tienen contacto visual constante con sus madres. Esto fortalece el vínculo entre ellos.

> ❧ Algunos investigadores dicen que un vínculo débil conduce a distanciamientos y a problemas de conducta más adelante en la vida del niño.

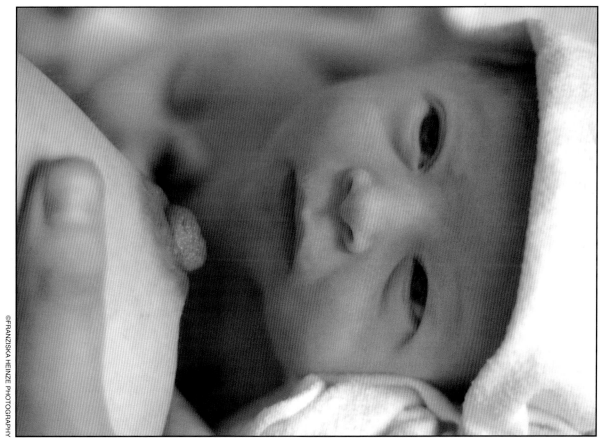

LOS NIÑOS DE PECHO TIENEN MENOS NECESIDAD DE LLORAR

TODOS LOS BEBÉS LLORAN – es normal. Necesitan alimento, sentirse seguros, descansar del dolor o de la incomodad. El llanto nos avisa de que algo se necesita. Pero, algunos bebés lloran menos que otros.

    ❧ Por regla general los bebés amamantados lloran menos que los bebés de botella. No tienen que esperar ser alimentados ya que la leche materna siempre esta lista.

    ❧ La mayoría de los bebés amamantados sufren de menos cólicos (una causa grande del llanto). El cólico tiene que ver con la digestión. La leche materna es más fácil de digerir para el bebé, ya que sus moléculas son más chicas y suaves que las moléculas de la mayoría de las fórmulas.

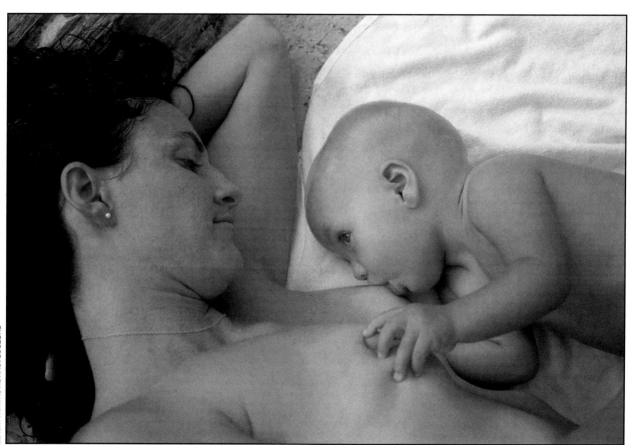

EL AMAMANTAR AYUDA AL BEBÉ Y A LA MAMÁ A RELAJARSE

EL ESTRÉS ESTÁ MUY PRESENTE en nuestras vidas hoy en día.

- Amamantar te ayuda a relajarte. Cuando te relajas tu bebé también se relaja.

- Al amamantar tu cuerpo segrega dos hormonas especiales, llamado *prolactina* y *oxitocina*. Estas hormonas pueden aumentar los sentimientos positivos de la madre acerca de sí misma. Pueden aumentar su sensación de cercanía y de amor con su bebé.

- Tu leche materna también contiene *endorfinas* – sustancias naturales que reducen el dolor y ayudan a que tu bebé duerma bien.

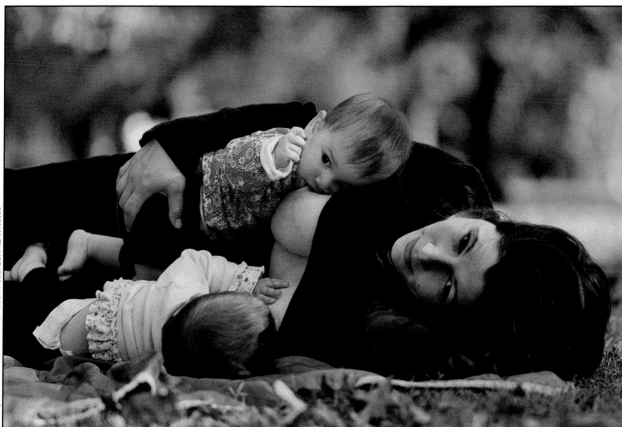

EL AMAMANTAR ES MÁS ECONÓMICO QUE ALIMENTAR
CON FÓRMULA

¡LA LECHE MATERNA ES GRATIS! Cuando la leche materna es el único alimento que le das a tu nuevo bebé, puedes ahorrar miles de dólares al año.

- El costo mínimo de la fórmula en polvo es de aproximadamente 1.500 dólares en los Estados Unidos. Fórmulas especiales de botellas pre-mezcladas pueden costar aún más.

- Mientras los bebes crecen, necesitan comer cada vez más. Entre más amamantas a tu bebé tu cuerpo produce mayor cantidad de leche.

- Una madre que amamanta quizás necesite una bombilla para extraer leche o hacer otro gasto relacionado, pero aún con estos costos la leche materna resulta *mucho más barata* que el alimento de fórmula.

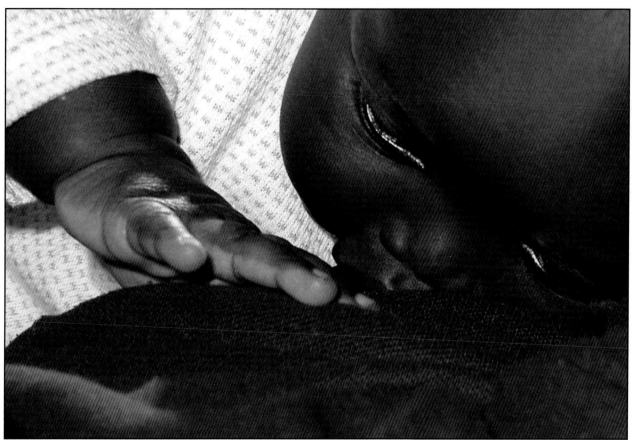

LA LECHE MATERNA CONSTRUYE DIENTES MÁS FUERTES
Y DERECHOS

LOS DIENTES EMPIEZAN A CRECER DENTRO DE LAS ENCÍAS ANTES DE QUE NAZCA EL BEBÉ. Los doctores y los dentistas nos dicen que la forma en que un bebé se alimenta puede hacer una diferencia en la manera en que aparecen los primeros dientes. El posicionamiento y los espacios de los "dientes de leche" establecen la posición y las distancias de los segundos dientes (los permanentes).

- Un bebé que recibe alimento y consuelo del pecho de su madre tiene mayor posibilidad de tener dientes más sanos y derechos que el bebé que es alimentado con una botella o el que recibe un chupón.

- Cuando se usan botellas, con frecuencia se apoyan o recargan junto al bebé. La formula que se junta y permanece dentro de su boca mientras duerme puede causarle deterioro a sus dientes.

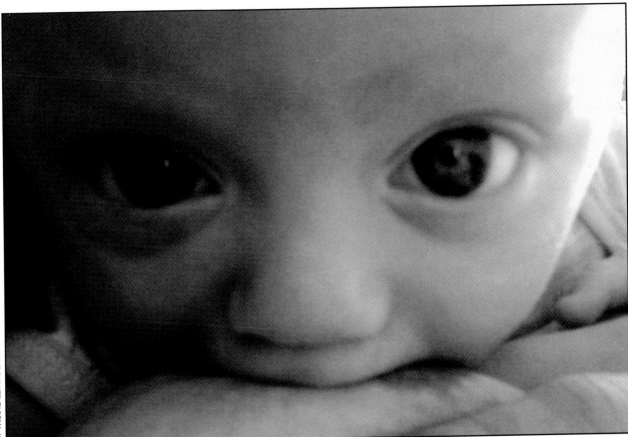

AMAMANTAR ES BUENO PARA LA TIERRA

AMAMANTAR AYUDA AL PLANETA PORQUE AHORRA LOS RECURSOS DE LA TIERRA. No hay vidrio o botellas de plástico. No hay chupones de hule. No hay latas o empaques de fórmula. No hay necesidad de hervir agua o de mezclarla. No hay que calentar ni lavar botellas y no hace falta conservar la leche fría.

> ❧ Amamantar es sencillo y limpio.

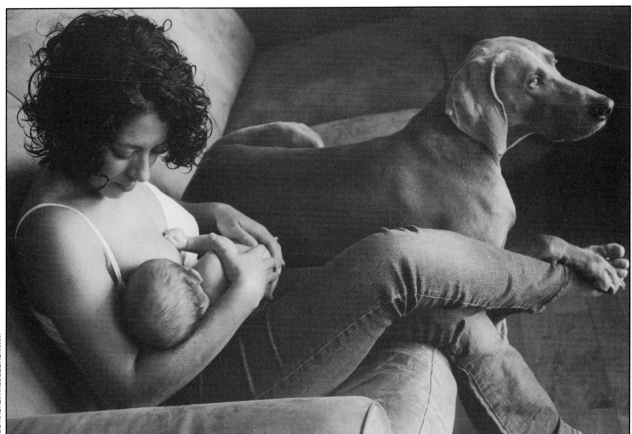

AMAMANTAR AYUDA A LA RECUPERACIÓN DEL CUERPO
DE MAMÁ DESPUÉS DEL EMBARAZO

EL EMBARAZO AFECTA A TU CUERPO Y A TUS EMOCIONES. Darle pecho a tu bebé te ayuda a equilibrarte más rápido y en forma más natural, después de que nazca tu bebé. Aquí, la hormona oxitocina juega un papel muy importante. Tan pronto el bebé se prende del pezón de su madre y comienza a succionar, la oxitocina inicia su trabajo. Da la señal al pecho de que empiece a soltar la leche. También inicia las contracciones de la matriz para ayudarla a regresar a su tamaño original.

El amamantar utiliza de 200 a 500 calorías extras por día. Por eso, es más fácil para las mamás que dan pecho perder el peso sobrante que ganaron durante el embarazo.

Además si el embarazo o el parto fueron difíciles, dar pecho puede ayudar a que tus emociones se normalicen.

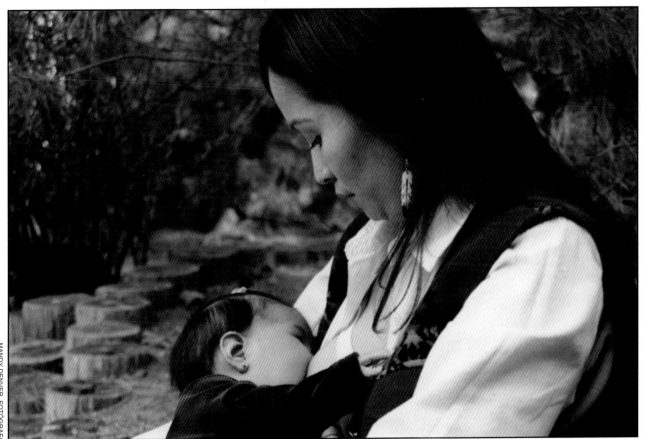

AMAMANTAR PROTEGE LA SALUD DE LA MADRE...
TODA SU VIDA

DAR PECHO BENEFICIA TAMBIÉN A LAS MAMÁS. Las que amamantan a sus hijos pueden tener:

- menos cáncer de los senos.

- menos cáncer de ovarios.

- menos endometriosis.

- menos osteoporosis.

- menor riesgo de problemas cardiacos.

- menor riesgo de artritis y reumatismo.

- menos necesidad de insulina (para algunas mujeres con diabetes).

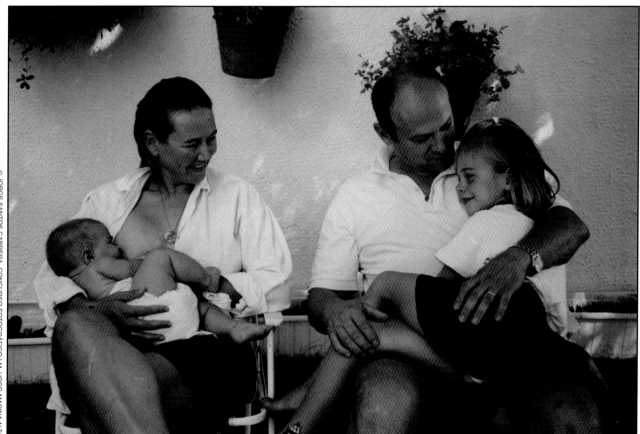

AMAMANTAR AUMENTA TU AUTO-ESTIMA

CUANDO ALIMENTAS A TU HIJO CON TU PROPIO CUERPO, sabes que eres el centro de su vida.

Puedes sentirte orgullosa de tu cuerpo. Puedes estar agradecida de tenerlo. ¡Tu hijo necesita de tu leche materna y tú se la proporcionas!

Al amamantar, tu confianza personal crece. Puede incrementar tu auto-estima.

Un estudio del tema ha descubierto que las madres que amamantan a sus hijos tienen mayor auto-estima que las que no lo hacen. Con el tiempo, estas mamás demuestran mayor control sobre sus vidas: siguen estudiando, trabajan y son más maduras en el cuidado de sus pequeños.

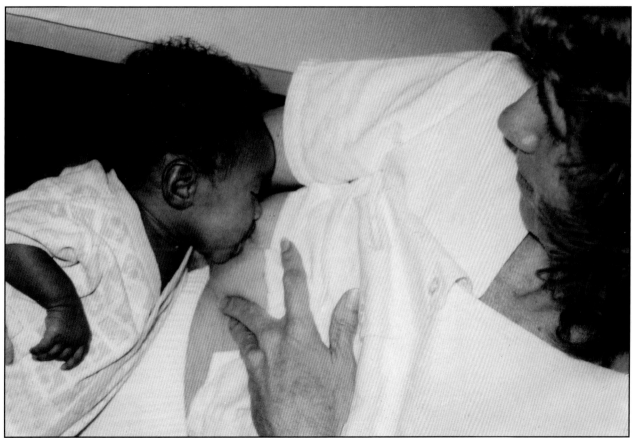

AMAMANTAR ES UNA FORMA DE HONRAR AL CUERPO
FEMENINO

ANTES DE DAR A LUZ A SU BEBÉ, Anita pensaba en sus pechos de una sola manera. Se preocupaba de que si eran atractivos o no.

Después de sólo tres meses de amamantar tenía otro punto de vista: "Me encanta alimentar a mi bebé con mi cuerpo. Mis pechos son de mamá. Contienen leche materna. El dar pecho me ha ayudado mucho a soltar las ideas negativas que sentía acerca de mi propio cuerpo."

Para Anita, dar pecho fue una de las mejores cosas que hizo alguna vez por sí misma. Fué la manera en que ella se incorporó al diseño de la naturaleza en cuanto a la vida humana. Se sentía conectada con las mujeres en todo el mundo y con todas las mujeres del pasado que amamantaron.

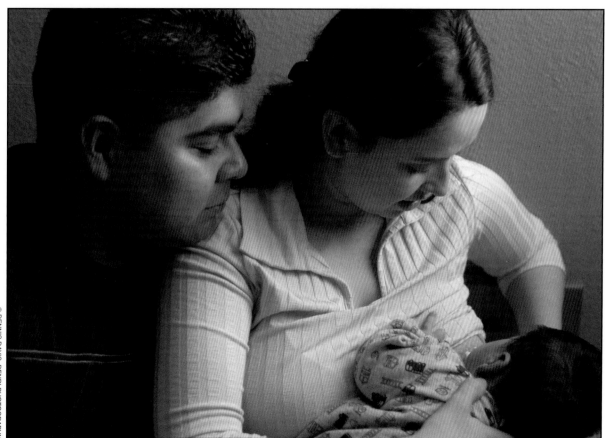

AL AMANTAR SE VIAJA CON MÁS FACILIDAD

CUANDO DAS PECHO, el alimento de tu bebé siempre esta listo.

- No tienes que empacar o cargar equipo especial.

- Tu bebé no tiene que esperar mientras se calientan o preparan botellas y fórmulas.

- No te tienes que preocupar por ir de compras, usar agua , ni lavar botellas.

- La leche materna siempre esta en la temperatura correcta para el bebé.

- Tu leche le proporciona una dieta equilibrada aunque tú estés comiendo alimentos nuevos en un sitio nuevo.

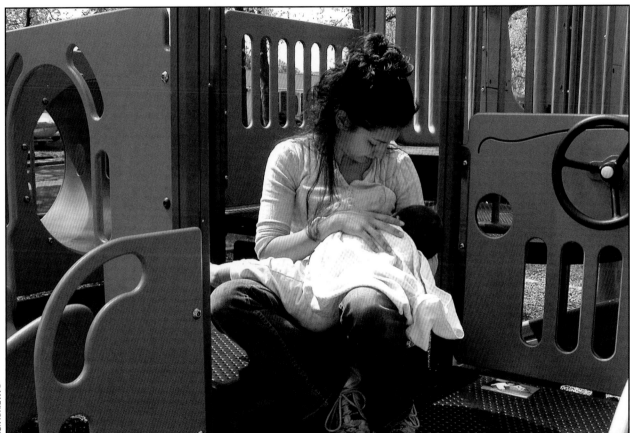

LOS BEBÉS DE PECHO TIENEN MEJOR OLOR

LOS BEBÉS QUE SON AMAMANTADOS HUELEN MEJOR, más dulce y más natural… la mayor parte del tiempo.

    ❧ Estos bebés vomitan menos. La sobre-alimentación es un factor importante en el vómito y el reflujo. Usualmente un bebé de pecho no va a tomar demasiado, pero con la botella es muy fácil sobre-alimentar.

    ❧ Estos bebés vomitan menos. La sobre-alimentación es un factor importante en el vómito y el reflujo. Usualmente un bebé de pecho no va a tomar demasiado, pero con la botella es muy fácil sobre-alimentar.

    ❧ Cuando el bebé amamanta su popó no es tan oloroso.

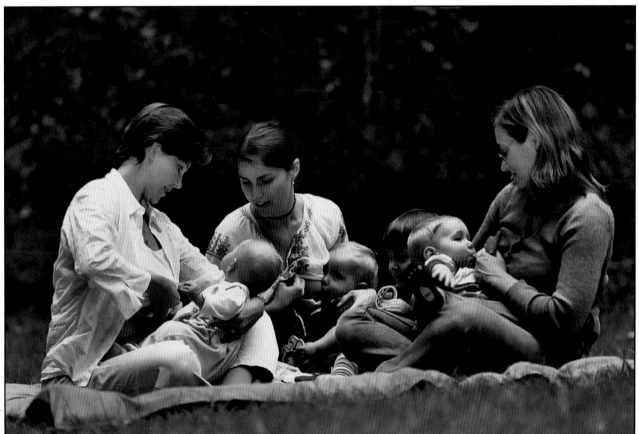

AMAMANTAR ES EL PLAN DE LA NATURALEZA

EL PECHO DE LA MADRE ESTA DISEÑADO PARA ALIMENTAR a su bebé y el pequeño lo sabe. Algunas recién nacidos colocados en el vientre de su madre, gatean hacía el pecho, encuentran el pezón, se prenden y empiezan a succionar... aunque no les ayuden.

A muchas de nuestras madres y abuelas les dijeron que la botella era la manera moderna, la mejor manera de alimentar al bebé. Muchas creyeron esto y compartieron esta idea con nosotras, sus hijas y nietas.

Hoy tenemos más investigación y apoyo para respaldar nuestra elección de amamantar. Podemos decirles NO a aquellos que sugieren que actuemos en contra del diseño de la naturaleza. Podemos decir SI a la sabiduría natural de nuestro cuerpo.

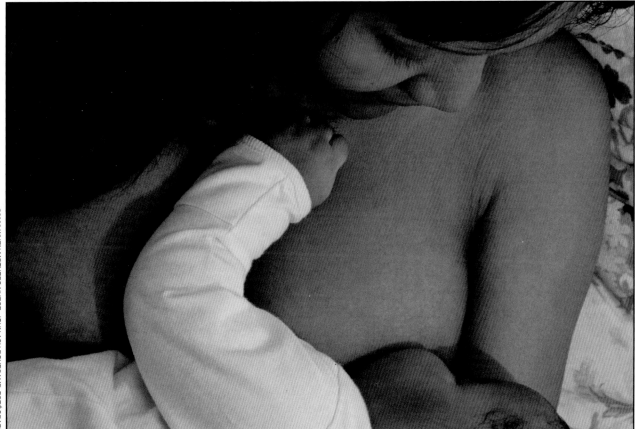

BIBLIOGRAFÍA GENERAL

Lawrence, R.A., y R.M. Lawrence, *Breastfeeding: A Guide for the Medical Profession*, 5a edición, St. Louis, Missouri: Mosby, 1999.

Mohrbacher, N., y J. Stock, *La Leche League International, The Breastfeeding Answer Book*, 3ª edición revisada, Schaumburg, Illinois: La Leche League International, 2003.

Sears, J., et al., *Everything You Need to Know About Your Baby from Birth to Age Two* (edición revisada y actualizada), New York: Little Brown, 2003.

Sears, W. y M. Sears, *The Breastfeeding Book*, Little, Brown & Co., 2000.

BIBLIOGRAFÁ DE LAS RAZONES

RAZÓN NO. 1: MÉDICOS ALREDEDOR DEL MUNDO DICEN: "LA LECHE MATERNA ES MEJOR"
Ver: "A.A.P. Breastfeeding Policy Statement: Breastfeeding and the Use of Human Milk," en: http://www.aap.org/policy/re9729.html

Ver: "Healthy People 2010," Las metas de salud para los estados Unidos, publicadas por el Center for Disease Control and Prevention Health Resources and Services Administration, en:
http://www.healthypeople.gov/document/html/volume2/16mich.htm#_edn24

UNICEF Publication, *Breastfeeding: Foundation for a Healthy Future*, August 1999.www.unicef.org

RAZÓN NO. 2: TU LECHE ES EL ALIMENTO PERFECTO PARA TU BEBÉ

Jensen, R.G. (editor) *Handbook of Milk Composition*, San Diego, Calif: Academic Press, 1995.

Ver: http://www.askdrsears.com/html/2/T021600.asp

"Comparison Chart of Breastfeeding vs. Formula Feeding Regarding the composition of Human Breastmilk"

RAZÓN NO. 3: EL AMAMANTAR PROTEGE A LOS BEBÉS DE LAS ALERGIAS Y DEL ASMA

Ver: http://allergies.about.com/cs/breastfeeding/a/aa073100a.htm

Un estudio publicado en la revista *Journal of Allergy and Clinical Immunology*, en diciembre 1999, demostro que el calostro puede prevenir el desarrollo de alergias hereditarias.El calostro tiene un alto contenido de proteínas y anticuerpos. El estudio también reveló como resultado que el calostro promueve la producción de anticuerpos.

Ver: http://allergies.about.com/library/blaaaai072202a.htm

Un estudio publicado en julio 2002 en la revista *Journal of Allergy and Clinical Immunology* descubrió que alimentar al lactante exclusivamente con leche materna en los primeros cuatro meses de su vida lo provee de protección contra el desarrollo del asma.

RÁZON NO. 4: EL AMAMANTAR PROTEGE A LOS BEBÉS DE LAS ENFERMEDADES

Beaudry, M., R. Dufour y S. Marcoux, "Relation Between Infant Feeding and Infections During the First 6 Months of Life. *Journal of Pediatrics* 126:191-197, 1995. PubMed; PMID 7844664

Birch, E., D. Birch y D. Hoffman, et.al.: "Breastfeeding and Optimal Visual Development," *Journal of Pediatr Ophthalmol Strabismus*, 30:33, 1993.

Davis, M.K., "Review of the Evidence for an Association Between Infant Feeding and Childhood Cancer." In: International Union Against Cancer (UICC, WHO) Workshop: "Nutritional morbidity in children with cancer: mechanisms, measures, and management." *Int J Cancer Suppl.* 1998,11:29-33.

Duncan, B., J. Ey y C.J. Holberg, et al., "Exclusive Breast-Feeding for at Least 4 Months Protects Against Otitis Media." *Pediatrics,* 91:867-872, 1993. PubMed; PMID 8474804

Frank, A.L., L.H. Taber y W.P. Glezen, et al. "Breast-feeding and Respiratory Virus Infection." *Pediatrics,* 70:239-245, 1982. PubMed; PMID 7099789

Howell, R.R., R.H. Morriss, Jr., L.D. Pickering, editores, *Human Milk in Infant Nutrition and Health*, Springfield, Ill.: Thomas Publishers, 1986.

Howie, P.W., J.S. Forsyth y S.A. Ogston, et al. "Protective Effect of Breast Feeding Against Infection." *British Medical Journal* 300:11-16, 1990. PubMed; PMID 2105113

Kovar, M.G., M.K. Serdula y J.S. Marks, et al. "Review of the Epidemiologic Evidence for An Association between Infant Feeding and Infant Health." *Pediatrics,* 74:S615-S638, 1984. PubMed; PMID 6384916

Saarinen, U.M., "Prolonged breast feeding as prophylaxis for recurrent otitis media." *Acta Paediatric Scandinavica* 71:567-571, 1982. PubMed; PMID 7136672

Slusser, W., M.D., Director, UCLA Breastfeeding Resource Program, "Medical Advantages of Breastfeeding," ponencia del Programa de Educación en Lactancia de UCLA, Long Beach, California, 2004.

Telemo, E. y L.A. Hanson, "Antibodies in Milk," *Journal of Mammary Gland Biol. Neoplasia*, 1:243, 1996.

Wright, A.L., C.J. Holberg y L.M. Taussig, et al. "Relationship of Infant Feeding to Recurrent Wheezing at Age 6 Years." *Archives of Pediatric and Adolescent Medicine,* 149:758-763, 1995. PubMed; PMID 7795765

Xiao, O. S. y M. S. Linet, et al., "Breast-Feeding and Risk of Childhood Acute Leukemia," *Journal of the National Cancer Institute*, Vol. 91, No. 20, 1765-1772, Octubre 20, 1999.

RÁZON NO. 5: EL AMAMANTAR SALVA VIDAS INFANTILES

Cunningham, A.S., D.B. Jelliffe, y E.R.P. Jelliffe, "Breastfeeding and Health in the 1980's: A Global Epidemiologic Review," *Journal of Pediatrics*, 118: 659, 1991.

Oyen, N., et. al., "Combined Effects of Sleeping Position and Prenatal Risk Factors in Sudden Infant Death Syndrome: The Nordic Epidemiological SIDS," *Pediatrics*, Vol. 100 No. 4 Octubre 1997, 613-621.

Popkin, B.M.; Adair, L.; Akin, J.S.; et al. "Breast-feeding and Diarrheal Morbidity." *Pediatrics* 86:874-882, 1990. PubMed; PMID 2251024

RÁZON NO. 6: LOS NIÑOS DE PECHO REQUIEREN DE MENOS VISITAS AL MÉDICO
Ball, T. M. y A. L. Wright, **"Health Care Costs of Formula-feeding in the First Year of Life,"** *Pediatrics*, 1999; 103: 870-876.

Fallat, M.D. et al, "Breastfeeding Reduces Incidence of Hospital Admission for Infections in Infants," *Pediatrics*, 1980, 65:1121-24.

Kannaaneh, H., "The Relationship of Bottle Feeding to Malnutrition and Gastroenteritis in a Preindustrial Setting," *Journal of Tropical Pediatrics*, 18:302, 1972.

RÁZON NO. 7: LA LECHE MATERNA NUTRE EL CEREBRO DE TU BEBÉ
Publicaciones del NICHD, tanto como información sobre el Instituto se encuentran en el sitio web del NICHD, http://www.nichd.nih.gov, o del NICHD Information Resource Center, 1-800-370-2943; E-mail NICHDInformationResourceCenter@mail.nih.gov.

B. Taylor y J. Wadsworth, "Breastfeeding and Child Development at Five Years," *Dev. Med. Child Neurol.*, 26: 73, 1984.

Horwood y Fergusson, "Breastfeeding and Later Cognitive and Academic Outcomes," *Pediatrics,* Enero. 1998.

Lucas, A., "Breast Milk and Subsequent Intelligence Quotient in Children Born Preterm," *Lancet*, 1992, 339:261-262.

Morrow-Tlucak, M., R.H. Haude y C.B. Ernhart, "Breastfeeding and Cognitive Development in the First 2 Years of Life." *Soc Sci Med*, 1988:26; 635-639.

Wang, Y.S. y S.Y. Wu. "The Effect of Exclusive Breastfeeding on Development And Incidence of Infection in Infants." *Journal of Human Lactation*, 1996, 12:27-30.

REFERENCIAS

Rázon No. 8: El vínculo entre madre e hijo se incrementa con el amamantar

Acheson, L., "Family violence and Breastfeeding," *Archives of Family Medicine*, 1995, vol. 4, 650-52.

Caplan, M., *To Touch is to Live: The Need for Genuine Affection in an Impersonal World*, Prescott, Arizona: Hohm Press, 2002.

Feldman, R. et al, "Comparison of Skin-to-Skin (Kangaroo) and Traditional Care: Parenting Outcomes and Preterm Infant Development,: *Pediatrics,* Vol. 110 No. 1 Julio 2002, pp. 16-26

Heller, Sharon, *The Vital Touch: How Intimate Contact With Your Baby Leads to Happier, Healthier Development*, New York: Owl Books, 1997.

Klaus, M, and J. Kennell, *Parent-Infant Bonding*, St. Louis: Mosley, 1982.

Ludington, S., *Kangaroo Care: The Best Thing You Can Do to Help Your Preterm Infant*, New York: Bantam, 1993.

Montagu, Ashley, *Touching: The Human Significance of the Skin*, New York: Harper-Collins, 1983.

Sears, James, et al., *Everything You Need to Know About Your Baby from Birth to Age Two* (edición revisada y actualizada), New York: Little Brown, 2003.

Rázon No. 9: Los niños de pecho tienen menos necesidad de llorar

Hunziker, U. y R. Barr, *Pediatrics*, 1986, 77, 641-648, "Increased Carrying Reduces Infant Crying: A Randomized Controlled Trial." Los investigadores descubrieron que los bebés de seis semanas de edad que eran cargados y abrazados tres horas o más al día (y no puestos en cuna o asiento infantil) lloraron 43 porciento menos que otros infantes, sobre todo en la noche. El estudio reportó resultados similares de comportamiento mejorado a las edades de 4, 8 y 12 semanas.

Michelsson, K., y Christensson, K., et al., "Crying in separated and non-separated newborns: sound spectrographic analysis," *Acta Paediatr.*, 85: 471, 1996.

RÁZON No. 10: EL AMAMANTAR AYUDA AL BEBÉ Y A LA MAMÁ A RELAJARSE

Hunziker, U. y R. Barr, *Pediatrics*, 1986, 77, 641-648, "Increased Carrying Reduces Infant Crying: A Randomized Controlled Trial."

Sears, W. y M. Sears, *The Breastfeeding Book*, Little, Brown & Co., 2000.

RAZÓN No. 11: EL AMAMANTAR ES MÁS ECONÓMICO QUE ALIMENTAR CON FÓRMULA

BottMontgomery, D., y P. Splett, "Economic Benefit of Breast-Feeding Infants Enrolled in WIC," *Journal of the American Dietetic Association* 97:379-385, 1997. PubMed; PMID 9120189

Tuttle, C.R., y K.G. Dewey, "Potential Cost Savings for Medi-Cal, AFDC, Food Stamps, and WIC Programs Associated with Increasing Breast-Feeding among Low-Income Hmong Women in California," *Journal of the American Dietetic Association* 6:885-890, 1996. PubMed; PMID 8784333

RAZÓN No. 12: LA LECHE MATERNA CONSTRUYE DIENTES MÁS FUERTES Y DERECHOS

Lesperance, L.M. (M.D., Ph.D.) y H. H. Bernstein (D.O.), Harvard Medical School, *News Review of Harvard Medical School*, Nov. 23, 2004, *see:* http://www.intelihealth.com/IH/ihtIH/WSIHW000/24479/36146/404718.html?d=dmtContent)

Loesche, W.J., "Nutrition and Dental Decay in Infants." *American Journal of Clinical Nutrition,* 41; 423-435, 1985

RAZÓN No. 13: AMAMANTAR ES BUENO PARA LA TIERRA

Ver: http://www.ecomall.com/greenshopping/mbr.htm

RAZÓN No. 14: AMAMANTAR AYUDA A LA RECUPERACIÓN DEL CUERPO DE MAMÁ DESPUÉS DEL EMBARAZO

Chua, S., S. Arulkumaran y I. Lim, et al. "Influence of Breastfeeding and Nipple Stimulation on Postpartum Uterine Activity." *British Journal of Obstetrics and Gynecology* 101:804-805, 1994. PubMed; PMID 7947531

Dewey, K.G., M.J. Heinig y L.A Nommsen, "Maternal Weight-Loss Patterns during Prolonged Lactation." *American Journal of Clinical Nutrition* 58:162-166, 1993. PubMed; PMID 8338042

Subcommittee on Nutrition During Lactation, Committee on Nutritional Status during Pregnancy and Lactation, Food and Nutrition board, Institute of Medicine, National Academy of Science: *Nutrition During Lactation*, Washington, D.C.: National Academy Press, 1991.

RAZÓN NO. 15: AMAMANTAR PROTEGE LA SALUD DE LA MADRE ... TODA SU VIDA

Chantry, C.J., P. Auinger, y R. S. Byrd, "Lactation Among Adolescent Mothers and Subsequent Bone and Mineral Density," *Archives of Pediatrics and Adolescent Medicine*, 2004, 158: 650-656.

Gwinn, M.L., "Pregnancy, Breastfeeding and Oral Contraceptives and the Risk of Epithelial Ovarian Cancer." *J. Clin. Epidemiol.* 1990; 43:559-568.

Havard, A.,"Breastfeeding - a cure for endometriosis," *Allaiter ajourd'hui, Quarterly Bulletin of LLL France*, No. 25, oct. - dic. 1995.

Karlson, E. and H. Wilson, *Arthritis and Rheumatism*, noviembre, 2004; vol. 50: 3458-3467.

Melton, L.J., S.C. Bryant y H.W. Wahner, et al., "Influence of Breastfeeding and Other Reproductive Factors on Bone Mass Later in Life." *Osteoporosis International* 3:76-83, 1993. PubMed; PMID 8453194

Newcomb, P.A., B.E. Storer, y M.P. Longnecker, et al. "Lactation and a Reduced Risk of Premenopausal Breast Cancer." *New England Journal of Medicine* 330:81-87, 1994. PubMed; PMID 8259187

Rosenblatt K.A., y D.B. Thomas, "Lactation and the Risk of Epithelial Ovarian Cancer," *International Journal of Epidemiology*, 1993; 22: 192-197.

Schneider, A.P., "Risk Factors for Ovarian Cancer," *New England Journal of Medicine*, 1987.

Rosenblatt, K.A., et al., "Prolonged Lactation and Endometrial Cancer," *International Journal of Epidemiology*, 1995; 24:499-503

Zheng, T., et al., "Lactation Reduces Breast Cancer Risk in Shandong Province, China," *American Journal of Epidemiology*, 2000, 152 (12): 1129-35.

Karlson, E. Arthritis and Rheumatism, noviembre 2004; vol 50: pp 3458-3467. Elizabeth W. Karlson, MD, profesora adjunta de medicina, Harvard Medical School, Boston. Hayes Wilson, MD, National Medical Advisor, Arthritis Foundation; jefe de reumatología, Piedmont Hospital, Atlanta.

RAZÓN NO. 16: AMAMANTAR AUMENTA TU AUTO-ESTIMA
Gussler, J.D, y C.A. Bryant, editores, "Helping Mothers to Breastfeed: Program Strategies for Minority Communities." Lexington, Kentucky, 1984. Nutrition and Health Education Division, Lexington-Fayette County Health Department.

RAZÓN NO. 17: AMAMANTAR ES UNA FORMA DE HONRAR AL CUERPO FEMENINO
Yalom, M., *A History of the Breast*. New York: Knopf, 1997.

RAZÓN NO. 18: AL AMANTAR SE VIAJA CON MÁS FACILIDAD
Dunham, C., et. al., *Mamatoto: A Celebration of Birth*, London: Virago Press, 1991.

RAZÓN NO. 19: LOS BEBÉS DE PECHO TIENEN MEJOR OLOR
See: http://www.askdrsears.com/html/2/T020400.asp

Heacock, H.J., "Influence of Breast vs Formula Milk in Physiologic Gastroesophageal Reflux in Healthy Newborn Infants," *Journal of Pediatric Gastroenterological Nutrition*, 1992 January; 14(1): 41-6.

RAZÓN NO. 20: AMAMANTAR ES EL PLAN DE LA NATURALEZA
Righard, L., Alade, M.O., "Effect of Delivery Room Routines on Success of First Breastfeeding." *Lancet*, 336:1105, 1990.

RECONOCIMIENTOS DE LAS FOTOS

Las fotos en este libro representan una pequeña prueba del trabajo de los fotógrafos de la siguiente lista. Por favor ver la Información de Contacto para aprender más sobre su trabajo. Se les ha otorgado a la imprenta Hohm el derecho de reproducir estas fotografías para la publicación de este libro. Los derechos de propiedad permanecen con los fotógrafos. No se permite la reproducción de cualquiera foto en este libro sin el permiso escrito de los fotógrafos.

Foto de la tapa del libro: © Carmen Piera. Concurso Fotográfico de Lactancia Materna. Hospital Marina Alta, Dénia, España; Organizado por: Grup Nodrissa (www.grupnodrissa.org)

Foto al principio. Grace Schlesinger, 6 meses de edad; Fotógrafa: Donna Goldman/BuzzPictures. Para más informes: www.buzzpictures.com/photos; 415-458-3500

Razón 1: © Elena Guitian Garre. Concurso Fotográfico de Lactancia Materna. Hospital Marina Alta, Dénia, España; Organizado por: Grup Nodrissa (www.grupnodrissa.org)

Razón 2: © José Carlos Verdú López. Concurso Fotográfico de Lactancia Materna. Hospital Marina Alta, Dénia, España; Organizado por: Grup Nodrissa (www.grupnodrissa.org)

Razón 3: Cortesía de La Leche League International; Fotógrafa: Kimberly Cavaliero. Para más informes: www.lalecheleague.org

Razón 4: © Román Rodríguez Ferrándiz. Concurso Fotográfico de Lactancia Materna. Hospital Marina Alta, Dénia, España; Organizado por: Grup Nodrissa (www.grupnodrissa.org)

Razón 5: © Antonio Benítez Barrios. Concurso Fotográfico de Lactancia Materna. Hospital Marina Alta, Dénia, España; Organizado por: Grup Nodrissa (www.grupnodrissa.org)

Razón 6: Fotografía de una nueva vida por Lesley Mason; Birth Portraiture and Stock photography. Para más informes: 313-295-8427; www.newlifephto.net

Razón 7: Beatriz Nagy dándole pecho a su hija Csenge, mientras su esposo Kalman Magyar toca el violín. Contribuido por: When Mothers Nurse, fotografías e historias – "El website de las primeras madres dando pecho fotografías e historias," www.whenmothersnurse.org. ©2006 When Mothers Nurse; Fotógrafo: John Ash Rovecamp, info@johnashimages.com

Razón 8: Apenas recién nacida Natasha empieza a tomar pecho; Franziska Heinze Photography * Doula Services (CD) DONA. Para más informes: www.franziskaheinze.com

Razón 9: Dando pecho con cariño — Carmen and Lucia. Fotógrafa: Shawna Wentz: Pregnancy; Birth, Breastfeeding and Bonding Photography. Para más informes: shawnaw@mothering.com

Razón 10: Kathleen Fitzsimmons dándoles pecho a sus mellizas, Nieve y Paloma. Contribuido por: When Mothers Nurse, fotografías e historias – "El website de las primeras madres dando pecho fotografías e historias," www.whenmothersnurse.org. ©2006 When Mothers Nurse; Fotógrafo: John Ash Rovecamp, info@johnashimages.com

Razón 11: Fotógrafa: Marilyn Nolt. Para más informes: noltphotos@mail.com

Razón 12: Fotógrafo: Luke Shantz, Tacoma, WA. Para más informes: Luke@SummerLandIsland.com

Razón 13: Madre dando pecho acompañada de su perro. Fotógrafa: Kathryn Langsford; Para más informes: www-photosbykathryn.com

Razón 14: Le damos las gracias a Mandy Denver (Fotógrafa) de Toiyabe Indian Health Project, WIC Program y a Heidi Brown por toda su ayuda con este libro. Para más informes: Heidi Brown, Toiyabe WIC, 52 Tu Su Lane, Bishop, CA 93514

Razón 15: © Jorge Santos Cabrera. Concurso Fotográfico de Lactancia Materna. Hospital Marina Alta, Dénia, España; Organizado por: Grup Nodrissa (www.grupnodrissa.org)

Razón 16: Debbie Mann dándole pecho a su hija adoptada Munirah Mann. Fotógrafa: Teajay Piersall. Para más informes: teajay@teajayphoto.com

Razón 17: ©Dennis Davis, Fotógrafo. Denri Photography. Para más informes: denri@earthlink.net

Razón 18: Fotógrafa: Marilyn Nolt. Para más informes: noltphotos@mail.com

Razón 19: De la izquierda a la derecha: Sharon du Plessis dándole pecho a su hija Ruth Joy; Beatriz Nagy dándole pecho a su hija Csenge; Tunde Hagymasi dándole pecho a su hijo Bence, con su hija Lilla detrás. Contribuido por: When Mothers Nurse, fotografías e historias – "El website de las primeras madres dando pecho fotografías e historias," www.whenmothersnurse.org; ©2006 When Mothers Nurse; Fotógrafo: John Ash Rovecamp, info@johnashimages.com

Razón 20: Sherry Cooper dándole pecho a su hija, Gabriella. Contribuido por: When Mothers Nurse, fotografías e historias – "El website de las primeras madres dando pecho fotografías e historias," www.whenmothersnurse.org; ©2006 When Mothers Nurse; Fotógrafo: John Ash Rovecamp, info@johnashimages.com

Foto de la portada de atrás: © José Carlos Verdú López. Concurso Fotográfico de Lactancia Materna. Hospital Marina Alta, Dénia, España; Organizado por: Grup Nodrissa (www.grupnodrissa.org)

OTRO TITULO DE INTERÉS DE LA PRENSA HOHM

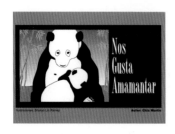

NOS GUSTA AMAMANTAR

Por Chia Martin
Ilustraciones por Shukyo Lin Rainey

La investigación ha documentado que las ventajas de amamantar sobrepasan las desventajas en lo que concierne la salud general del niño.

Este libro ejemplar ilustrado para los niños sostiene esa práctica, al honorar la relación de madre-niño, recordándoles a los dos que amantar crea vínculos de sentimientos profundos.

Las ilustraciones cautivadoras y vistosas presentan a madres de animales amamantando a su niño. El texto es simple y cariñosamente alentador.

"Un modo encantador para que los muy jóvenes se recuerden de la herencia natural de nuestra especie así como de nuestro parentesco profundo con los otros mamíferos." **— Jean Liedloff, autor, *Contiumm Concept.***

Papel, 36 páginas, 16 ilustraciones a todo color, $9.95
ISBN: 0-934252-45-9

Para Ordenar: 800-381-2700, o visitar nuestro sitio web, www.hohmpress.com
Otorgamos descuentos para pedidos en volumen